LA REVOLUCION SALUDABLE

Los últimos hallazgos de la ciencia sobre los mejores alimentos y dietas para mejorar nuestra salud, bajar de peso, prolongar la juventud y tener una vida más plena.

Alejo Ryb

I0415473

-ACLARACION-

Este libro divulga los resultados de distintas investigaciones recientes acerca de los efectos del consumo de algunos alimentos y de ciertas pautas alimentarias. Si bien en algunos casos, se trata de beneficios muy importantes para la salud, de ninguna manera pretende ser una alternativa para el auto-tratamiento. Al contrario, en cualquier caso, se debe consultar con un médico y/o con un nutricionista para una pauta más específica al caso particular.

-INTRODUCCION-

Hay muchas dietas, recomendaciones sobre distintos alimentos y su valor nutricional, sus propiedades, promesas disímiles.

A medida que hay más consciencia de que tener lindo el cuerpo, linda la piel, el cabello, conservarse joven, proteger el cerebro para evitar las demencias o deterioros cognitivos en edades mayores, depende, en mucho, de lo que ingerimos hoy, día a día, más personas se preocupan de buscar consejos.

No obstante, estos consejos de dietas que aparecen en las revistas, en la inmensa mayoría de los casos, no son científicos, no se basan en la ciencia, ni en la evidencia. Se trata de modas, a partir de "gurus" que salen en la Televisión recomendando algún tipo de receta, de dieta, algún alimentos y la gente, simplemente, sigue sus consejos.

Otra vez, alguien alerta sobre determinadas dietas, alimentos, comidas, restaurantes, y, entonces, por su autoridad, la gente simplemente le cree.

Las dietas aparecen, constantemente, en revistas, páginas de internet, conversaciones. Muchas veces dietas con químicos u otras porquerías que prometen efectos inmediatos y, no pocas veces, el resultado buscado conlleva un rápido retorno a una situación anterior.

Son mitos que responden a necesidades comerciales, instalar fórmulas con nombre que pueden ser pegadores como marketing y, así, conseguir una repercusión, aunque cientos de miles de personas terminen limitando su alimentación diaria de acuerdo a esas fórmulas.

Por otra parte, están las necesidades de la industria alimentaria, del comercio, que pretende incentivar a la población a comprar productos que no son buenos para su salud con tal de tener una mayor rentabilidad. Para eso, se incentivan los alimentos de menor costo de producción, menor consumo de tiempo en su realización y alto contenido de ingredientes adictivos como grasas, azúcares y algunos conservantes.

Es, entonces, que distraídos, no prestamos atención a lo que consumimos todos los días. Los comestibles insanos se van repitiendo en el menú habitual y, en el largo plazo, los efectos son múltiples, algunos se ven en la silueta, otros en la piel, en el cabello, en la vista y, también, en la memoria y en la capacidad cognitiva del cerebro.

Sentí la necesidad de realizar esta investigación, buscar los conocimientos y luego escribirlos porque vi que era un libro que faltaba.

Faltaba sobre todo la parte científica, la parte de las evidencias. Si bien se pueden conseguir cientos de textos que hablan de alimentos saludables o de dietas, no hay esfuerzos serios por basar sus consejos o ideas en las evidencias.

Lo que no hay es un esfuerzo serio y desinteresado en recopilar las evidencias, sino que muchos textos aparecen como "militantes" de una idea.

Y lo cierto es que hay evidencias. Hay muchas

evidencias muy específicas de los distintos efectos que tienen en nuestra salud algunos alimentos y otros. Hay alimentos que reducen la caída del cabello, que mejoran la piel, que reducen las grasas. Hay alimentos que, según la evidencia, reducen la posibilidad de padecer enfermedades graves en la vejez como el Alzheimer, entre otras.

Estas evidencias surgen de los "estudios controlados". A diferencia de las teorías de los gurús de las dietas, los estudios controlados parten del genuino interés de buscar la verdad en la producción del conocimiento. Se realizan con "grupo de control".

El propósito de este libro es suministrar esta información. Te presentaré distintos alimentos y sus efectos específicos -algunos sorprendentes- en distintos aspectos de la salud, el bienestar y el cuerpo, de acuerdo a los resultados de este tipo de estudios "controlados". En especial, me ha interesado enfocarme en los estudios más avanzados, para que el libro aporte un conocimiento de los últimos datos de la ciencia.

Vamos a repasar también los efectos de dos dietas muy conocidas y que suelen tener un amplio uso, a la par de una fuerte promoción.

a- La Dieta Cetogénica.

b- La Dieta Paleolítica.

Además, nos haremos eco del importante interés científico que hay en cuanto a la llamada DIETA MEDITERRANEA, una pauta tradicional de alimentación de algunos países del sur de Europa, especialmente Grecia y su isla Creta, que ha ido llamado mucho la atención de los investigadores por sus importantes efectos en la Salud.

"La Revolución Saludable", como la ciencia lo corrobora, consiste en apartarnos de esos alimentos que la gran industria -que bombardea con publicidades- pretende que consumamos en nuestro día a día, que se imponen desde los medios como si fueran algo ya no cuestionable, e ir a productos más frescos, más naturales.

-I- LA GORDURA COMO PROBLEMA DE SALUD.

La Obesidad y la Gordura en general, no es simplemente un problema estético. También es un problema de salud.

De hecho, la Obesidad conforma y la falta de actividad física, conforman los dos mayores predictores de que se sufrirá un accidente cardíaco

No obstante, en un estudio realizado por Demetra D. Christou y colegas (2005)[1], sobre 135 hombres sanos en lo cardiovascular, se obtuvo que la Gordura es aún mejor predictor de un accidente del corazón que la falta de ejercicio físico. Si bien ambos indicadores suelen estar relacionados (las personas sedentarias suelen tener más gordura que quienes practican actividad física), descartando esa correlación, de todas maneras se advierte que la Gordura es el mejor predictor del aumento del riesgo de accidente del corazón.

La Gordura, a nivel general, está aumentando en el mundo, particularmente entre los niños, jóvenes y adolescentes, generando una crisis de salud, a nivel mundial, como bien explican Lobestein y colegas (2004)[2], se arraiga como un problema persistente[3] y

---

1 Christou, D. D., Gentile, C. L., DeSouza, C. A., Seals, D. R., & Gates, P. E. (2005). Fatness is a better predictor of cardiovascular disease risk factor profile than aerobic fitness in healthy men. Circulation, 111(15), 1904-1914.
2 Lobstein T, Baur L, Uauy R, TaskForce IIO . Obesity in children and young people: a crisis in public health. Obes Rev 2004; 5 (Suppl 1): 4–104.
3 Hesketh K, Wake M, Waters E, Carlin J, Crawford D . Stability of body mass index in Australian children: a prospective cohort study across the middle childhood years. Public Health Nutr 2003; 7: 303–309.

genera múltiples problemas de salud[4].

En el mundo occidental, las autoridades han visto que los alimentos que consumen los más chicos y jóvenes, no son consistentes con las recomendaciones de las autoridades de salud.[5]

Ya entre los más adultos, la Gordura no está asociada nada más con el aumento de las enfermedades del corazón, del cerebro, sino también con el mayor riesgo de sufrir distintos tipos de cáncer.

De hecho, el aumento de grasa corporal no solamente aumenta el riesgo de sufrir cáncer de colón en adultos, sino que, de acuerdo a los estudios, también los niños que son obesos, correrán más riesgo de sufrir este cáncer durante su adultez.[6]

El exceso de grasa corporal se asocia con nueve tipos de cáncer: esófago, colorrecto, vesícula biliar, páncreas, mama posmenopáusica, endometrio, ovario, riñón y próstata (avanzado), y entre el 4 y el 38% de estos cánceres (según el sitio y el género) pueden ser atribuido al sobrepeso / estado de obesidad[7].

Pero, entonces, viendo que la Gordura es un problema de Salud, ¿Cómo se previene?

¿Qué alimentos, según la ciencia, pueden ayudar

4 Dietz W . Health consequences of obesity in youth: childhood predictors of adult disease. Pediatrics 1998; 101: 518–52
5 World Health Organization. Obesity: preventing and managing the global epidemic: Report of the WHO Consultation. World Health Organization: Geneva, 1999. WHO Technical Report Series 894.
6 Hidayat, K., Yang, C. M., & Shi, B. M. (2018). Body fatness at an early age and risk of colorectal cancer. International journal of cancer, 142(4), 729-740.
7 Anderson, A. S., Key, T. J., Norat, T., Scoccianti, C., Cecchini, M., Berrino, F., ... & Wiseman, M. (2015). European code against cancer 4th edition: obesity, body fatness and cancer. Cancer epidemiology, 39, S34-S45.

a disminuir la Gordura y la Adiposidad?

-II- AUMENTO DE CONSUMO DE FRUTAS Y VERDURAS PARA PERDER PESO.

En primer lugar, hay que resaltar una muy interesante Revisión de Estudios Científicos, publicada en el año 2019. Una Revisión es un estudio científico, publicado en revistas científicas, pero que consiste en recopilar y sistematizar las conclusiones de decenas de otros estudios científicos.

Por eso, una Revisión tiene más valor, porque se basa en las evidencias que recogieron decenas de estudios anteriores, realizados con grupo de control y que suponen "evidencia dura" del tema a tratar.

Esta Revisión es un estudio de Stephan J. Guyenet, publicado en la revista "Frontiers in Nutrition" y que se basó en una revisión de ensayos controlados aleatorios sobre consumo de Frutas Frescas en un período de 3 a 24 semanas, publicado en el año 2019.[8]

Como Guyenet mismo dice, la Fruta tiene numerosos azúcares,que le deben su contribución energética (calorías). Actualmente, los azúcares tienen un elevado escrutinio porque se considera que producen Gordura, pero, en el caso de la Fruta, podrían encontrarse partidarios a favor de su consumo y otros que, en cambio, podrían argumentar que engorda por su alto contenido de azúcares.

En los estudios que revisó, de 3 a 24 semanas, los participantes incrementaron sustancialmente su

---

8 Guyenet, S. J. (2019). Impact of whole, fresh fruit consumption on energy intake and adiposity: a systematic review. Frontiers in nutrition, 6, 66.

consumo de Frutas Frescas y se midieron luego el peso, antes y después.

Los Estudios Científicos Basados en Evidencia Controlada, concluye el autor tras hacer una amplia revisión, sugieren que aumentar el consumo de fruta fresca entera promueve el mantenimiento del peso, o la pérdida de peso moderada durante períodos de 3 a 24 semanas (certeza moderada), con pruebas limitadas que sugieren que una ingesta alta de fruta favorece la pérdida de peso entre personas con sobrepeso u obesidad.

De acuerdo con esto, los Estudios Controlados de una sola comida, sugieren que el consumo de frutas frescas enteras tiende a disminuir el consumo de calorías, especialmente cuando se consume antes de una comida, o cuando se desplaza alimentos más densos en energía (certeza moderada).

A su vez, los estudios a largo plazo que revisa el autor, sugieren que un mayor consumo de fruta, se asocia con una protección moderada contra el aumento de peso, durante cinco o más años (Guyenet, 2019, citado).

De todas maneras, esta revisión que, en una apretada síntesis, se puede decir que recomienda ir a la verduleria para bajar de pesos, no es un caso aislado.

Los efectos del alto consumo de Frutas y Vegetales para disminuir la Obesidad y la Gordura ya habían sido notados en otros estudios anteriores.

Puede mencionarse el caso de Loveline y colegas (2019) que, preocupado por medir los factores que inciden en la obesidad infantil y juvenil, realizó un estudio de seguimiento sobre 507 niños y 501 niñas.

En el estudio de Loveline, se advierte que la disminuición de la adiposidad y grasa corporal está fuertemente relacionada con:

a)Consumo diario de Frutas y Vegetales.

b)Consumo diario de Desayuno.

c)Alto Nivel de Actividad Física.

Por el contrario, los factores que predicen un aumento de la Gordura y Grasa Corporal serían:

a)Consumo de Snacks.

b)Vida muy Sedentaria.

Por eso, en este estudio del año 2019, se sigue viendo la importancia del alto consumo de Frutas y Vegetales para controlar o disminuir la Obesidad.

-III- EVITAR LAS GASEOSAS Y OTRAS BEBIDAS AZUCARADAS. INCLUSO LAS BEBIDAS DIET.

Además del consumo de vegetales, otro punto interesante para controlar o evitar la Gordura está relacionado con el consumo de bebidas gaseosas azucaradas.

Muchos estudios han documentado que estas bebidas azucaradas, típicamente gaseosas, si se incorporan en la dieta diaria, producen un aumento significativo de la Gordura.

Esto no sería mucha novedad, sino fuera porque los investigadores también se han interesado por explorar los efectos de las denominadas *"Bebidas Diet"*.

En particular, consideramos un estudio de A Madjd y colegas (2018), publicado en el prestigioso *International Journal of Obesity.*[9]

Dentro de este estudio, Majd y colegas repasan distintos trabajos anteriores que se habían realizado sobre mujeres que consumen "bebidas diet" (como gaseosas diet). Estos estudios consisten, simplemente, en reemplazar las "bebidas diet" por agua y observan, luego de tres semanas de implementada esta sola modificación, si hay un impacto. Y, en efecto, han advertido que reemplazar el consumo de bebidas "diet"

---

9   Madjd, A., Taylor, M. A., Delavari, A., Malekzadeh, R., Macdonald, I. A., & Farshchi, H. R. (2018). Effects of replacing diet beverages with water on weight loss and weight maintenance: 18-month follow-up, randomized clinical trial. International Journal of Obesity, 42(4), 835.

por simplemente agua, tiene un impacto en el corto plazo de reducción de peso de las participantes.

Entonces, frente a esta realidad advertidas en estudios anteriores, Majd y colegas (2018), intentaron cotejar si los cambios eran sostenidos en el tiempo.

Es decir, si las mujeres seguían perdiendo peso con el pasar de las semanas por haber suplantado las bebidas "diet" por agua. A diferencia de los experimentos anteriores, lo testearon a 12 meses y concluyen que el reemplazo de las bebidas diet por agua en mujeres que eran consumidoras habituales de bebidas diet, puede causar, a 12 meses, una reducción mucho mayor del peso que lo que habían advertido estudios anteriores por menos tiempo.

Quiere decir que se corrobora la conclusión de estudios anteriores: aquellas personas que consumen habitualmente bebidas "diet", obtendrían una importante pérdida de peso si las reemplazaran por agua y, además, en el largo plazo (12 meses), este efecto sería aún más importante.

Los endulzantes artificiales están en el ojo de la tormenta, ya que el prometido efecto dietético no sería tan claro y resultan muy mala idea a este fin si se los compara con el agua. El agua es mucho más sana. Por ejemplo, en un estudio sobre 17 obesos que no consumían previamente endulzantes artificiales (como las bebidas diet), vieron aumentar un 20% la secreción de insulina en comparación con el grupo de control que tomaba, simplemente, agua.[10]

---

10 Pepino MY, Tiemann CD, Patterson BW, Wice BM, Klein S. Sucralose affects glycemic and hormonal responses to an oral glucose load. Diabetes Care.

También, un estudio realizado en el año 2008, sobre 5158 adultos, encontró que el consumo de endulzantes artificiales "diet" aumentaba la incidencia de obesidad en el largo plazo.[11]

Más allá de que las bebidas "diet" igual producen una importante Gordura (si se las compara con el agua), los efectos del consumo de gaseosas y bebidas azucaradas en general en la salud ya habían sido largamente advertidos. Hay tantos estudios como para poder asegurar que, de acuerdo a la ciencia, en términos generales, es una buena idea prescindir de estas bebidas.

Sin embargo, mucho peor impacto tienen el peso las bebidas gaseosas no diet.

Hay estudios que documentan una relación directa entre el consumo de gaseosas azucaradas y el incremento de la grasa en la masa corporal, como los de Gillis [12] y Giammatei[13]

También resulta de interés el Meta-análisis de Vartanian y Colegas (2007), donde repasan decenas de estudios controlados que encuentran una relación muy clara entre el consumo de gaseosas y bebidas soft con

---

2013;36:2530–

11 Fowler SP, Williams K, Resendez RG, Hunt KJ, Hazuda HP, Stern MP. Fueling the obesity epidemic. Artificially sweetened beverage use and long-term weight gain? Obesity (Silver Spring) 2008;16:1894–900

12 Gillis, L. J., & Bar-Or, O. (2003). Food away from home, sugar-sweetened drink consumption and juvenile obesity. Journal of the American College of Nutrition, 22(6), 539-545.

13 Giammattei, J., Blix, G., Marshak, H. H., Wollitzer, A. O., & Pettitt, D. J. (2003). Television watching and soft drink consumption: associations with obesity in 11-to 13-year-old schoolchildren. Archives of pediatrics & adolescent medicine, 157(9), 882-886.

el incremento de peso y de la presencia de grasa en la masa corporal, así como riesgo de desarrollo de enfermedades como diabetes. [14]

En otro meta-análisis, realizado por Luger, Lanfotan y colegas (2017), revisaron los estudios anteriores y volvieron a encontrar la misma conclusión. Las bebidas azucaradas (tales como gaseosas), están ampliamente relacionadas con el aumento de la obesidad tanto en niños como en adultos. Además, estas bebidas están relacionadas con el aumento del riesgo de enfermedades como diabetes. Los autores dicen que, combinando esta nueva investigación con las anteriores, se refuerza la conclusión de que las autoridades de Salud deben alentar a la población a dejar el consumo de estas bebidas azucaradas y a reemplazarlas por alternativas más saludables, como el agua.[15]

14 Hashem, K. M., He, F. J., & MacGregor, G. A. (2019). Effects of product reformulation on sugar intake and health—a systematic review and meta-analysis. Nutrition reviews, 77(3), 181-196.

15 Luger, M., Lafontan, M., Bes-Rastrollo, M., Winzer, E., Yumuk, V., & Farpour-Lambert, N. (2017). Sugar-sweetened beverages and weight gain in children and adults: A systematic review from 2013 to 2015 and a comparison with previous studies. Obesity facts, 10(6), 674-693.

-IV- LA DIETA CETOGENICA. ¿SIRVE PARA PERDER PESO? ¿ES BUENA PARA LA SALUD?

La dieta cetogénica, o dieta keto, es una dieta muy particular, que se ha popularizado en los últimos tiempos, y que se caracteriza por ser muy baja en carbohidratos.

La dieta cetogénica es un plan de alimentación bajo en hidratos de carbono y rico en grasas que comparte muchas similitudes con las dietas Atkins y aquellas bajas en carbohidratos.

Esta dieta implica reducir los carbohidratos de forma drástica y reemplazarlos por grasas. Esta disminución expone al cuerpo a un estado metabólico llamado cetosis.

Cuando ocurre esto, el cuerpo consigue convertir toda la grasa en energía. También convierte la grasa en cetonas dentro del hígado, lo que puede suministrar más energía al cerebro.

La dieta cetogénica consiste, en suma, en un plan de alimentación muy bajo en hidratos de carbono, con una ingesta moderada de proteínas y alto en grasas. Una aplicación habitual podría contener un 75% de grasas, un 20% de proteínas y solo un 5% de carbohidratos.

Este tipo de dieta, en su plan de censura irrestricta a los carbohidratos, hace tabla rasa con algunos alimentos que se consideran sanos, como todos los carbohidratos complejos y las frutas.

Entonces, como aplicación de una Dieta de estas características, se evitan las comidas ricas en carbohidratos, como los cereales, los azúcares, las legumbres, el arroz, las patatas, los dulces, los zumos y la mayoría de las frutas.

Asimismo, para compensar la pérdida calórica que significa la restricción de los carbohidratos, se procura un aumento del consumo de grasas.

Carne: Carne roja, jamón, salchichas, morcilla, chorizo, salame, bacon, pollo y pavo.

Pescado graso: Como el salmón, las truchas, el atún

Huevos.

Queso: Queso no procesado (cheddar, de cabra, cremoso, azul o mozzarella).

Nueces y semillas: Almendras, nueces, semillas de lino, semillas de calabaza, semillas de chía, etc.

Paltas: Palta (Aguacate) enteras o guacamole hecho de forma natural.

Verduras bajas en carbohidratos: La mayoría de verduras verdes, tomates, cebollas y pimientos, etc.

Las dietas cetogénicas, entonces, ricas en grasas y pobres en carbohidratos se han convertido en muy populares, sino en un verdadero boom.

Se han vuelto tan populares que millones de personas ha probado ya las dietas keto y se encuentran numerosos defensores de sus resultados.

Sus defensores argumentan que, ante la baja de carbohidratos, se convierte al cuerpo en una máquina de quemar grasa y que, además, traería otros importantes beneficios para la salud.

Ahora bien... ¿Sirven estas dietas tan agresivas?

¿Tienen resultados como los que prometen sus mayores promotores? ¿Qué es lo que dice la ciencia?

Un estudio interesante es el que realizan Ronda Thing y colegas (2018)[16] y que, tras revisar numerosos estudios controlados sobre la aplicación de este tipo de dietas, advierten que tienen diversos efectos.

*El pico de eficacia estaría alrededor de los 5 meses, luego de esto, el peso retrocede lentamente.

*Algunos estudios sugieren que, en el largo plazo, la restricción fuerte del consumo de carbohidratos, podría estar vinculada a un aumento de la mortalidad.

*Los efectos adversos son habituales, incluidos constipación, mal aliento, dolor de cabeza y debilidad.

Fenasse y colegas (2019), hacen un pequeño raconto de la información que se tiene sobre estas Dietas. Advierten que estas Dietas Keto se encuentran altamente publicitadas en blogs, libros electrónicos, revistas, medios e incluso que son recomendadas por celebridades, lo que lleva a que tengan un amplio apoyo en la población general. No obstante, dicen, en necesario, antes de aplicarlas indiscriminadamente realizar una evaluación médica de los pacientes en cuestión, cotejando al respecto algunas cuestiones como metabolismo, epilepsia, entre otras.[17]

Según dice Winston J. Craig, profesor emérito de Nutrición de la Andrews University, está algo escéptico respecto de las Dietas "Keto" que se

16 Ting, R., Dugré, N., Allan, G. M., & Lindblad, A. J. (2018). Ketogenic diet for weight loss. Canadian Family Physician, 64(12), 906-906.

17 Fenasse, R., & McEwen, B. (2019). The ketogenic diet: A brief report. Journal of the Australian Traditional-Medicine Society, 25(1), 23.

publicitan en decenas de libros que son consumidos ampliamente por las masas y por las celebridades.

Los riesgos a largo plazo son inciertos, porque todavía no hay evidencia disponible contundente de los efectos que puede tener para una persona una restricción brutal del consumo de carbohidratos en el largo plazo. Entiende que, para evitar deficiencias nutritivas, quienes apliquen este tipo de dieta, harían bien en consumir un suplemento multi-vitamínico.

Las dietas bajas en carbohidratos tienden a ser bajas, dice, en potasio, magnesio, ácido fólico, otras vitaminas B y fibras. Los que siguen estas dietas, afirma, usualmente experimentarán mal aliento, estreñimiento, dolores de cabeza, calambres musculares, irritabilidad, falta de concentración y fatiga. Se produce un mayor riesgo de cálculos renales y gota, afirma. El problema, estriba, en sobre-exigir al cuerpo con una reducción fuerte del tipo y variedad de alimentos que consume, afirma, en definitva, Craig.[18]

Por su parte, William Yancy y colegas (2004), se propusieron comparar los efectos de una dieta tradicional (baja en grasas, baja en colesterol) con la dieta cetogénica (alta en grasas, baja en carbohidratos), mediante un estudio controlado cuyos participantes seguían una o la otra dieta.

Lo primero que advirtieron es una participación mucho más amplia del grupo de participantes de la dieta keto entre los que no abandonaron y completaron el estudio (76% versus 57%). Esto podría interpretarse

---

18 Craig, W. J. (2019). The Keto Diet.

como que la dieta cetogénica es más atractiva y más fácil de seguir que las otras dietas. En segundo lugar, a las 24 semanas, advirtieron que la pérdida de peso era mucho mayor en el grupo de los que seguían la dieta cetogénica (12.9% versus 6.7%). Algunos efectos secundarios menores -como mareos y dolor de cabeza- se reportaron en los participantes que siguieron la dieta keto.

Sin embargo, William Yancy y colegas (2004), concluyen que aún es muy temprano para hacer definiciones categóricas sobre los efectos a largo plazo de este tipo de dieta.[19]

Un estudio más reciente, consistente en una larga revisión de estudios, realizado por Bezerra Bueno y colegas (2013), concluye que, en el largo plazo, los individuos que siguen una dieta cetogénica tienen resultados mucho mejores en pérdid de peso, si se los compara con aquellos otros que, en cambio, aplican dietas más tradicionales (bajas en grasas, pero no en carbohidratos).[20]

Por eso, concluyen que puede ser una buena herramienta para el tratamiento de la obesidad.

En conclusión: las dietas keto son una interesante opción que muestra importante efectividad en la reducción de peso. No obstante, no podemos decir que

19 Yancy, W. S., Olsen, M. K., Guyton, J. R., Bakst, R. P., & Westman, E. C. (2004). A low-carbohydrate, ketogenic diet versus a low-fat diet to treat obesity and hyperlipidemia: a randomized, controlled trial. Annals of internal medicine, 140(10), 769-777.

20 Bueno, N. B., de Melo, I. S. V., de Oliveira, S. L., & da Rocha Ataide, T. (2013). Very-low-carbohydrate ketogenic diet v. low-fat diet for long-term weight loss: a meta-analysis of randomised controlled trials. British Journal of Nutrition, 110(7), 1178-1187.

es natural reducir el consumo de frutas de manera drástica y aún no hay muchas evidencias claras sobre los riesgos a largo plazo de mantenerse constante en este tipo de dieta mucho tiempo. Lo mejor, antes de aplicar una dieta agresiva como una dieta keto, será consultar al nutricionista y hacerse los exámenes de salud.

-V- LA DIETA PALEOLITICA. ALIMENTARSE COMO EL HOMBRE DE LAS CAVERNAS. ¿SIRVE PARA PERDER PESO? ¿ES BUENA PARA LA SALUD?

El régimen dietético conocido como "dieta paleolítica", es un plan nutricional basado en la supuesta dieta de plantas silvestres y animales salvajes que fueron consumidos por los humanos del período Paleolítico (período que duró 2,5 millones de años y que terminó con el desarrollo de la agricultura hace unos 10.000 años).

La dieta se centra en el uso de los alimentos supuestamente disponibles antes de la revolución neolítica y se compone principalmente de carne, pescado, frutas, verduras, frutos secos y raíces. Se excluye a los granos, legumbres, productos lácteos, sal, azúcares refinados y aceites procesados.

Fue popularizada por el gastroenterólogo Walter L. Voegtlin en los años 70 y ha sido adaptada por numerosos autores.

La premisa consiste en que los seres humanos actuales están adaptados genéticamente a la dieta de sus antepasados del paleolítico.

La base principal de la dieta paleo son las verduras, después el pescado, la carne y los huevos y, finalmente, la fruta, los frutos secos, los aceites, las especias, las hierbas y las semillas.

Es decir, productos vegetales y animales.

Lo habitual es que buena parte de la dieta se base en frutas y verduras, de las que se obtienen una gran cantidad de vitaminas y minerales, y una mínima de carbohidratos.

En esta dieta, se prohíben las gaseosas, las comidas procesadas, las grasas tratadas de forma química, los azúcares... Además, en el intento de volver al Paleolítico, se eliminan también alimentos como los cereales o las legumbres.

Además, los lácteos están bajo sospecha. Hay autores especialistas en dieta paleolítica, como Loren Cordain, que asegura que los lácteos no están diseñados para el consumo del ser humano.

Por su parte, los doctores Weston A. Price y Mark Sisson añadieron la posibilidad de usar los lácteos siempre que fueran crudos, nunca pasteurizados, por lo que esto amplía las posibilidades.

No obstante, aunque en algún caso se pueda tomar leche no pasteurizada, lo cierto es que, para seguir la Dieta Paleolítica, se van a reducir en gran parte todos los consumos habituales de lácteos que proporciona la industria de alimentos masivos, los cuales son, en su gran mayoría, pasteurizados.

Staffan Lindenberg (2012), hizo un recorrido de la literatura de estudios controlados acerca del impacto de la Dieta Paleolítica, para prevenir las enfermedades degenerativas de la edad, típicamente occidentales.

De su trabajo, concluyó que la evidencia disponible brinda un apoyo débil a favor y poco en contra de la idea de que la carne magra, el pescado, las verduras, los tubérculos y las frutas pueden ser eficaces en la prevención y el tratamiento de las enfermedades occidentales comunes. No hay riesgos evidentes al evitar los productos lácteos, la margarina, los aceites, el azúcar refinada y los granos de cereales, que proporcionan el 70% o más de la ingesta dietética en las poblaciones del norte de Europa. Si los accidentes cerebrovasculares, la enfermedad coronaria, la diabetes tipo 2 y el cáncer se pueden prevenir con cambios en la dieta, una dieta de tipo ancestral podría ser una herramienta interesante para considerar, concluyó.[21]

Sin embargo, más interesante que esto, es un reciente Meta-análisis (que resume las conclusiones de decenas de estudios controlados, publicado en el 2019 por Ehsan Ghaedi y colegas en la revista Advance in Nutrition[22]

Existe alguna evidencia que apoya los efectos beneficiosos de una Dieta Paleolítica (DP) sobre los factores de riesgo de enfermedad cardiovascular, explican los autores.

Según detallan, la DP recomienda consumir carnes magras, pescado, verduras, frutas y nueces y evitar la ingesta de granos, productos lácteos, alimentos procesados y azúcar y sal agregados.

El estudio lo realizaron para evaluar los efectos de una DP sobre los factores de riesgo de enfermedad cardiovascular, incluidos los índices antropométricos, el perfil de lípidos, la presión arterial y los marcadores

21 Lindeberg, S. (2012). Paleolithic diets as a model for prevention and treatment of Western disease. American Journal of Human Biology, 24(2), 110-115.

22 Ghaedi, E., Mohammadi, M., Mohammadi, H., Ramezani-Jolfaie, N., Malekzadeh, J., Hosseinzadeh, M., & Salehi-Abargouei, A. (2019). Effects of a Paleolithic Diet on Cardiovascular Disease Risk Factors: A Systematic Review and Meta-Analysis of Randomized Controlled Trials. Advances in Nutrition.

inflamatorios utilizando datos de ensayos controlados aleatorios.

En su estudio, los investigadores realizaron una búsqueda exhaustiva en las bases de datos PubMed, Scopus, ISI Web of Science y otros buscadores científicos hasta agosto de 2018. Se realizó un metanálisis utilizando un modelo de efectos aleatorios para estimar el tamaño del efecto agrupado.

El metanálisis de los 8 estudios recopilados, mostró que una PD redujo significativamente el peso corporal, presión arterial y concentraciones circulantes de colesterol total. Sin embargo, el análisis de sensibilidad reveló que los efectos generales de una DP sobre el perfil de lípidos, la presión arterial y las concentraciones de CRP en circulación se vieron significativamente influenciados al eliminar algunos estudios, por lo que, advierten, estos resultados tan optimistas de los efectos beneficiosos de la DP en la Salud, deben interpretarse con cautela.

Aunque el estudio de Ehsan Ghaedi reveló que una DP tiene efectos favorables sobre los factores de riesgo de enfermedad cardiovascular, la evidencia, sostienen, no es concluyente y aún se necesitan ensayos mejor diseñados.

Por su parte, Fenton y Fenton (2016),[23] en un duro artículo, revisan ciertos errores metodológicos de los estudios que concluían en que DP era beneficiosa y concluyen que habría que tener más cuidado, tanto para los agentes del sistema de salud, como para las

---

23 Fenton, T. R., & Fenton, C. J. (2016). Paleo diet still lacks evidence. The American journal of clinical nutrition, 104(3), 844-844.

publicaciones científicas, de decir que la DP tiene efectos beneficiosos.

En su estudio, monitorearon 6 estudios controlados al azar, que decían concluir que la DP traía efectos beneficiosos en el corto y mediano plazo. Al estudiarlos, concluyen que de los 6 estudios, 4 de ellos no mostraban un beneficio que fuera clínicamente significativo. Los resultados supuestamente "mejores" que estos estudios indican en quienes aplicaron la DP sobre el grupo de control, son muy bajos en cuanto al adelgazamiento y a los indicadores de salud y carecen de importancia clínica y práctica, advierten.

Entre otras críticas, a la DP los autores advierten que DP, por la supresión de los lácteos, puede derivar en un déficit de calcio.

Algunos aspectos de la DP son deseables, conceden los autores, incluido el aumento de verduras y la eliminación de alimentos procesados con bajo contenido de nutrientes.

Sin embargo, la DP basada en la filosofía no se ha evaluado adecuadamente para determinar si la restricción de los alimentos lácteos (buenas fuentes de proteínas, calcio y fósforo), las legumbres (excelentes fuentes de proteínas, fibra y nutrientes) y los granos (alimentos básicos de bajo costo alimentos para la mayoría de las poblaciones) son en realidad promotores de la salud, como afirman.

En la práctica real, muchas personas, incluidos los defensores populares de la DP, como los bloggers en línea y los escritores de libros de cocina, simplemente están adaptando su dieta occidental para adaptarse a las restricciones de la dieta paleo. Por ejemplo, postres hechos con alternativas aceptables a "paleo" como harina de almendra y miel en lugar de azúcar y harina de trigo. En este caso, afirman Fenton y Fenton (2016), es extremadamente improbable que la filosofía de la dieta paleo cambie los resultados de salud para alguien que no sea celíaco.

-VI- LA DIETA MEDITERRANEA. VIDA MAS SANA Y MAS LARGA, MENOS ENFERMEDADES GRAVES.

La Dieta Mediterránea (DM) está inspirada en los alimentos consumidos en los países que bordean el mar Mediterráneo. Estos incluyen a Grecia, España, Francia y el sur de Italia.

El origen de esta dieta data de los años sesenta, con el llamado Estudio de los Siete Países.

El Dr. Ancel Keys fue el encargado de dirigir el estudio Cooperativo de la Epidemiología de las Enfermedades Cardiovasculares de 7 países, conocido como "*Estudio de los siete (7) países*".

El interés por estudiar a estos países, ya provenía desde la segunda guerra mundial.

Este interés se intensificó tras la Segunda Guerra Mundial, ya que se observó que los habitantes de la isla Creta (isla de Grecia) pese al conflicto, tenían asombrosamente una tasa de mortalidad por enfermedad cardíaca 5 veces menor que la presentada por Estados Unidos.

Fue en ese momento cuando se estableció que en el Mediterráneo, principalmente en Italia y Grecia, existía una mayor expectativa de vida y una menor prevalencia de enfermedades crónicas, en comparación a países como Estados Unidos.

La diferencia no podía explicarse en los servicios de salud, ya que allí eran peores a los de Estados Unidos.

El resultado de este trabajo fue atribuido a las

características saludables de la dieta consumida en esa zona geográfica

El "Estudio de los siete países" comenzó en el año 1958.

Se reclutaron 12.763 hombres entre 40-59 años pertenecientes a 16 grupos diferentes de 7 países distintos: Finlandia, Italia, Holanda, Grecia, Yugoslavia, Estados Unidos y Japón.

A los participantes se les realizaron estudios estandarizados de los estilos de vida y factores de riesgo cardiovascular, al comienzo y después de 5 y 10 años de seguimiento.

Además, los investigadores recogieron los datos de mortalidad durante 25 años en una primera fase del Estudio.

El estudio evidenció notorias diferencias en el patrón de alimentación entre los países mediterráneos, Japón y los países de Europa septentrional y Estados Unidos cuya dieta se denominó Occidental.

Al analizar las dietas, se encontró que la cantidad de grasa consumida, tanto en Estados Unidos como en Grecia, era moderada, mientras que en Japón era muy baja.

La principal diferencia era la composición de la grasa de la dieta. En Estados Unidos, se componía principalmente grasas saturadas, mientras que en Grecia de grasas monoinsaturadas (aceite de oliva). Además, en Grecia y Japón el consumo de alimentos de origen vegetal era mucho mayor respecto a Estados Unidos; y el consumo de fruta en Grecia era mucho más alto que Japón y Estados Unidos.

Después de 25 años de observación, las muertes debidas a enfermedades coronarias en Creta (cohorte de Grecia) fueron impresionantemente bajas, respecto a las presentadas en las poblaciones de los Estados Unidos y el norte de Europa, así como en comparación con otras zonas del sur de Europa, como Italia, Yugoslavia, y Corfú

Algunas de las principales conclusiones del estudio fueron que las enfermedades cardiovasculares se pueden prevenir y que están fuertemente influenciadas por la composición de la grasa de la dieta habitual. Además se sugirió que podrían haber otros e importantes elementos protectores en la dieta y el estilo de vida de Creta (Grecia) y Japón.

Desde entonces, dados los impresionantes resultados de Grecia en materia de Salud, se decidió calificar a su dieta como "Dieta Mediterránea", observándose que, en menos medida, estos hábitos alimentarios eran seguidos por otras poblaciones de países del sur de Europa.

La dieta mediterránea es similar a otras dietas saludables.

Promueve alimentos como el pescado, las frutas, las verduras, las legumbres y los granos enteros. No incluye muchas carnes, productos lácteos o dulces.

En otros aspectos, la dieta mediterránea es diferente. Por ejemplo, permite más calorías provenientes de grasas ya que el aceite de oliva es fundamental en ella.

La dieta también permite el consumo moderado

de vino.

La dieta mediterránea está basada en:

*Comidas a base de vegetales, con sólo pequeñas cantidades de carne de res y pollo
*Más porciones de granos enteros, frutas y verduras frescas, nueces y legumbres
*Alimentos que en forma natural contengan cantidades altas de fibra
*Mucho pescado y mariscos.
*Aceite de oliva como la fuente principal de grasa empleada para preparar los alimentos.

Hay importante evidencia a favor de la Dieta Mediterránea según el estudio de Cristselis (2019) [24], para evitar las enfermedades de la vejez. Como las enfermedades de la vejez son un grave problema social en muchísimos países, sobre todo en desarrollo, resulta crucial que las autoridades sanitarias de estos países promuevan una concientización sobre los beneficios a la Salud que tiene aplicar este tipo de dieta, a partir de la mediana edad.

En igual sentido, Dinu y colegas (2018), [25]recopilan múltiples investigaciones científicas, y

24 Critselis, E., & Panagiotakos, D. (2019). Adherence to the Mediterranean diet and healthy ageing: Current evidence, biological pathways, and future directions. Critical reviews in food science and nutrition, 1-10.
25 Dinu, M., Pagliai, G., Casini, A., & Sofi, F. (2018). Mediterranean diet and multiple health outcomes: an umbrella review of meta-analyses of observational studies and randomised trials. European journal of clinical

concluyen que la Dieta Mediterránea atrae numerosos beneficios para la Salud.

Con el fin de resumir la evidencia y evaluar la validez de la asociación entre la adherencia a la Dieta Mediterránea y los resultados de salud múltiples, los autores realizaron una revisión general de la evidencia a través de metanálisis de estudios observacionales y ensayos clínicos aleatorios (ECA).

Identificaron trece metanálisis de estudios observacionales y 16 metanálisis de ECA que investigan la asociación entre la adherencia a la dieta mediterránea y 37 resultados de salud diferentes, para una población total de más de 12 800 000 sujetos.

Así, advierten que hay una evidencia sólida, respaldada por importantes estudios, en cuanto a que aquellos que practiquen una mayor adherencia a la dieta mediterránea, tendrán una reducción del riesgo de mortalidad general, enfermedades cardiovasculares y enfermedades coronarias.

La evidencia indica, dicen los autores del Meta-Análisis, que la Dieta Mediterránea disminuye las probabilidades de infarto de miocardio, incidencia global de cáncer, enfermedades neurodegenerativas como Parkinson y Alzheimer y diabetes.

Específicamente, en cáncer, el estudio de Barak y Fridman se basó en revisar estudios empíricos controlados, indizados en Buscadores Científicos, sobre relación entre Dieta Mediterránea y cáncer, a partir de la comparación de los "resúmenes" de estos mismos estudios.

Como resultado, de los 785 resúmenes se identificaron solo 583 publicaciones centradas únicamente en Dieta Mediterránea y cáncer. De estos, 46 eran ensayos clínicos publicados desde 2007. Veintiocho ensayos con un total de 570,262 participantes están incluidos de acuerdo con los criterios de inclusión. Sólo cuatro informaron que la MediD no reduce el riesgo de cáncer. De los estudios negativos, tres se realizaron en poblaciones no mediterráneas.

Los cánceres del tracto digestivo se estudiaron en 11 estudios. Con excepción del cáncer de páncreas, todos los otros sitios a lo largo del tracto digestivo demostraron una tasa significativamente reducida con la Dieta Mediterránea.

Como conclusión de estos estudios científicos, se concluye que la Dieta Mediterránea se asocia con una reducción en las tasas generales de cáncer, así como tasas significativamente más bajas de cánceres del tracto digestivo. Estos efectos pueden acentuarse en los propios países mediterráneos.

Se necesitan estudios adicionales para respaldar o refutar los efectos de la DM en otros tipos de cáncer.

En un estudio de Bonacchio y colegas (2018)[26], se advierte que la adherencia a las pautas de alimentación de la Dieta Meditarránea en personas de

26 Bonaccio, M., Di Castelnuovo, A., Costanzo, S., Gialluisi, A., Persichillo, M., Cerletti, C., ... & Iacoviello, L. (2018). Mediterranean diet and mortality in the elderly: a prospective cohort study and a meta-analysis. British Journal of Nutrition, 120(8), 841-854.

edad avanzada, prolonga significativamente las probabilidades de su supervivencia y reduce su mortalidad.

Por su parte, en el estudio de Grosso y colegas (2017),[27] se revisan distintos estudios controlados de la Dieta Meditarránea y los problemas del corazón y se encuentra que, en efecto, la DM reduce drásticamente las probabilidades de sufrir un problema de tipo cardíaco o coronario De acuerdo al análisis más individual de las distintas muestras, parece sugerir, estiman Grosso y Colegas (2017), que los efectos protectores de la dieta parecen ser los más atribuibles al aceite de oliva, frutas, verduras y legumbres.

Otro de los grandes problemas de Salud que se afronta en el mundo moderno es el afloramiento de las Demencias y Deterioros Cognitivos en general en la población, enfermedades que pueden ser fuertemente discapacitantes y un verdadero problema difícil de afrontar, porque son condiciones que pueden reducir de manera importante la autonomía individual, especialmente en edades avanzadas.

Debido a este interés, y a los múltiples efectos beneficiosos en otras áreas, también los científicos han chequeado si la Dieta Mediterránea podría tener efectos para reducir las demencias y los deterioros cognitivos -deterioro de la capacidad del cerebro por motivo del tiempo, para funcionar, memoria,

---

27 Grosso, G., Marventano, S., Yang, J., Micek, A., Pajak, A., Scalfi, L., ... & Kales, S. N. (2017). A comprehensive meta-analysis on evidence of Mediterranean diet and cardiovascular disease: are individual components equal?. Critical reviews in food science and nutrition, 57(15), 3218-3232.

pensamiento, etc-

Al respecto, Petterson y Philippou (2016)[28] nos dicen que un creciente cuerpo de evidencia sugiere que la adherencia a la Dieta Mediterránea (DM) puede proteger contra el deterioro cognitivo y la demencia.

Muchos estudios epidemiológicos y varios ensayos controlados aleatorios (ECA) han encontrado efectos positivos de la DM en la función cognitiva, pero los hallazgos siguen siendo inconsistentes.

Por lo tanto, Petterson y Philippou hacen una revisión sistemática para proporcionar una actualización sobre el conocimiento actual de los efectos de la DM sobre la función cognitiva, el deterioro cognitivo, la enfermedad de Alzheimer (EA) y la demencia de todo tipo.

Los investigadores realizaron búsquedas de informes científicos en cinco bases de datos científicas: PubMed, Embase, CINAHL, CENTRAL y PsycINFO (1806 a 25 de mayo de 2015), con el uso de criterios preespecificados.

Revisaron treinta y dos estudios de 25 cohortes únicos, incluidos ensayados controlados aleatorios y 27 estudios observacionales, cumplieron los criterios de inclusión.

La mayoría de los estudios mostraron que la Dieta Mediterránea se asoció con una mejor función cognitiva, un menor riesgo de deterioro cognitivo o un menor riesgo de demencia, o un menor riesgo de sufrir

28 Petersson, S. D., & Philippou, E. (2016). Mediterranean diet, cognitive function, and dementia: a systematic review of the evidence. Advances in Nutrition, 7(5), 889-904.

Alzheimer en específico.

Por lo tanto, los autores concluyen que, sobre la base de los hallazgos y las limitaciones en el diseño del estudio, llegan a la conclusión de que la adherencia a la Dieta Mediterránea se asocia con un mejor rendimiento cognitivo (mejor funcionamiento del cerebro). Sin embargo, dicen los autores, estos estudios solamente prueban una correlación (la gente que tiene adherencia a los hábitos alimenticios de la Dieta Mediterránea tiene menos probabilidades de sufrir demencia en la adultez), pero no aún de causa-efecto (es decir, esto no necesariamente probaría que la DT es la causa de la mejor salud del cerebro -aunque, agregamos, es una explicación muy plausible).

Por esta razón, Crous y Bous (2017)[29], citando este estudio y otros similares, y a la vista de que la Enfermedad de Alzheimer está aumentando en la población y es un problema muy grave a futuro, recomienda que las autoridades sanitarias implementen estrategias de prevención, entre ellas la recomendación de las pautas alimentarias de la Dieta Mediterránea, especialmente en aquellos que tienen estados iniciales o pre-clínicos de deterioro cognitivo -es decir, la demencia en sus primeros estadios cuando no es relevante aún para reducir la autonomía de la persona-.

Loughrey y colegas (2017)[30], en otro estudio

29 Crous-Bou, M., Minguillón, C., Gramunt, N., & Molinuevo, J. L. (2017). Alzheimer's disease prevention: from risk factors to early intervention. Alzheimer's research & therapy, 9(1), 71.

30 Loughrey, D. G., Lavecchia, S., Brennan, S., Lawlor, B. A., & Kelly, M. E. (2017). The impact of the Mediterranean diet on the cognitive functioning of healthy older adults: a systematic review and meta-analysis. Advances in

posterior, vuelven a revisar diferentes investigaciones empíricas y advierten una "Fuerte Correlación" entre la Dieta Mediterránea y la salud del cerebro en personas de mayor edad. De hecho, las investigaciones que revisaron mostraron que, en adultos mayores, la adhesión a la DM mejora la memoria episódica, memoria semántica, el recuerdo retardado y la cognición global.

Los efectos positivos de la Dieta Mediterránea para paliar o prevenir el deterioro del funcionamiento del cerebro en la edad avanzada resultan largamente corroborados en estudios posteriores. Puede mencionarse, por ejemplo, el trabajo de Shannon y colegas (2019), donde advirtieron, en efecto, que a mayor consumo de DM, mejor salud en la vejez.[31]

Pero... ¿Es la Dieta Mediterránea quien protege el cerebro para mejorar su función y evitar las demencias en la vejez? Otra posibilidad podría no ser tan lineal "causa-efecto".

Es lo que plantea el estudio de Godos y colegas (2019)[32]. Como es muy conocido, dormir bien es un conocido factor que ayuda a prevenir el deterioro cognitivo en la adultez.

Por eso, los investigadores se propusieron testear,

Nutrition, 8(4), 571-586.

31 Shannon, O. M., Stephan, B., Granic, A., Lentjes, M., Hayat, S., Mulligan, A., ... & Hornberger, M. (2019). Mediterranean diet adherence and cognitive function in older UK adults: the European Prospective Investigation into Cancer and Nutrition–Norfolk (EPIC-Norfolk) Study. The American journal of clinical nutrition.

32 Godos, J., Ferri, R., Caraci, F., Cosentino, F. I. I., Castellano, S., Galvano, F., & Grosso, G. (2019). Adherence to the mediterranean diet is associated with better sleep quality in italian adults. Nutrients, 11(5), 976.

en este estudio publicado en el año 2019, si la Dieta Mediterránea ayuda a tener un mejor sueño por las noches.

El objetivo de su estudio fue evaluar la asociación entre la calidad del sueño y la adherencia al patrón dietético mediterráneo en una muestra de adultos italianos.

La investigación se hizo sobr un total de 1936 individuos fueron reclutados en el área urbana de Catania durante 2014-2015 a través de un muestreo aleatorio. Se utilizaron un cuestionario de frecuencia de alimentos e instrumentos validados para evaluar la adherencia a la Dieta Mediterránea y la calidad del sueño (índice de calidad del sueño de Pittsburg). Se realizaron regresiones logísticas multivariadas para determinar la asociación entre la exposición y el resultado.

Resultados: Un total de 1314 individuos (67,9% de la cohorte) informaron una calidad de sueño adecuada: por cada aumento de puntos de la puntuación de la Dieta Mediterránea, los individuos tenían un 10% más de probabilidades de tener una calidad de sueño adecuada.

En un análisis adicional que estratificó el estado de la muestra por peso, la asociación entre la calidad del sueño y la alta adherencia a la dieta mediterránea se observó solo en individuos con sobrepeso normal pero no en participantes obesos.

Como conclusiones, los investigadores advierten que la alta adherencia a una Dieta Mediterránea se asocia con una mejor calidad del sueño. Esto podría ser explicado tanto en cuanto a que la Dieta Mediterránea ayuda a mejorar la Salud en general -y esto mejora el sueño-, o, también, en cuanto a que la DM ayuda también a perder peso.

Por eso, podríamos decir que también hay evidencia en cuanto a que la DM ayuda a dormir bien.

Por su parte, estas mejoras que la Dieta Mediterránea logra al retardar, prevenir, paliar o evitar enfermedades graves más propias de la vejez, sería correlato de un impacto más amplio de esta dieta para prolongar la juventud y retardar la aparición de todos los signos de deterioro oxidativo de la vejez, con efectos benéficos en el cerebro, la capacidad física, la piel, el cabello, entre otros.

De hecho, Corella y Cottel (2017), tras advertir que la Dieta Mediterránea muestra resultados positivos empíricos en la prevención -o disminución de las probabilidades- de muchísimos desórdenes (problemas cardiovasculares, diabetes, algunos cánceres y, eventualmente, la mortalidad en general y los signos de la vejez, repasan los autores), realizan una indagación acerca de sus efectos químicos y biomeloculares.

Ellos incursionan en una nueva etapa de la investigación: ¿Cómo es que la Dieta Mediterránea logra disminuir los riesgos de sufrir un abanico tan amplio de enfermedades y, eventualmente, postergar la llegada de los signos de la vejez? ¿Cómo es que estos componentes, que los nativos de la isla de Greta consumían por su propia tradición, tales como pescados, legumbres, vino, aceite de oliva en especial, tienen todo este reparto tan amplio de efectos beneficiosos en la salud?[33]

Otra de las discusiones que se dieron es que la Dieta Mediterránea, al prescribir un fuerte uso del Aceite de Oliva (el cual tiene grasas naturales), puede complicar el peso, o puede no servir para reducir peso.

Sin embargo, los estudios desmienten esta primera impresión.

En estudio de Expósito y colegas, se propusieron revisar los efectos de la Dieta Meditarránea en la pérdida de peso. Revisaron 18 estudios controlados, de los cuales provenían 1848 participantes que aplicaron la Dieta Mediterránea y 1588 participantes que se les asignó una Dieta de Control, para comparar. La dieta de control suponía un régimen, igual en calorías totales a la Dieta Mediterránea, pero de otros componentes distintos a ella.

Advirtieron que, en promedio, la Dieta Mediterránea tenía un efecto significativo en la pérdida de peso respecto de la Dieta de control. Cuando en ambas dietas se aplicaban menores calorías (o sea, además de las dietas, una reducción energética), el efecto la Dieta Mediterránea fue aún mayor sobre la Dieta de Control. Y, cuando se les adicionaba ejercicio físico (siempre al grupo de control también), todavía más potente resultó la diferencia a favor de la Dieta Mediterránea. Adicionalmente, el efecto de la DT también se incrementaba cuando el seguimiento era

33 Corella, D., Coltell, O., Macian, F., & Ordovás, J. M. (2018). Advances in understanding the molecular basis of the mediterranean diet effect. Annual review of food science and technology, 9, 227-249.

mayor a 6 meses.

Como conclusiones, la Dieta Mediterránea puede ser una herramienta útil para reducir el peso corporal, especialmente cuando la DM tiene una restricción energética, está asociada con la actividad física y tiene más de 6 meses de duración. Además, la DM no causa aumento de peso, lo que elimina la objeción a su contenido relativamente alto de grasa (por el aceite de oliva y las aceitunas.

-VII- EL TE VERDE-

Según cuenta la leyenda china, el té fue descubierto por mera casualidad por el emperador Shen-Nung.

El emperador, junto con su cortejo, descansaba en la sombra de un árbol grande. Habían encendido un fuego y una olla de agua caliente hervía a borbotones. El calor del fuego secó algunas hojas en las ramas largas del árbol. Un fuerte viento se levantó y sopló varias hojas al caldero con el agua.

El agua se tiñó de un color dorado y un perfume delicioso emanó del caldero. El emperador probó la bebida y le encantaron tanto el perfume como el sabor delicioso. Dándose cuenta en seguida del efecto agradable y estimulante, al emperador se le escapó el grito: "T'sa", lo cual viene a significar "lo divino".

Desde entonces, se le ha atribuido al Te toda clases de propiedades mágicas y curativas.

En especial, en el caso que nos ocupa, el Té Verde, ha sido utilizado como medicina en las tradiciones antiguas de China y, por extensión, de numerosos países asiáticos.

En los últimos años, el Té Verde fue redescubierto y se le fueron atribuyendo distintas propiedades, dietéticas (de pérdida de peso) y de salud en general (preventiva de muchas enfermedades) y también anti-edad (por su poder anti-oxidante)

Pero...¿Qué dice la ciencia de todo esto?

Según las revisiones de los estudios, el solo consumo de Té Verde tiene un efecto positivo tanto en la pérdida de peso, como en el mantenimiento del peso. [34]

Al preguntarse Rains y colegas (2010), por qué el mero consumo de Té Verde tiene efectos positivos en la pérdida de peso, los autores prestan atención a las Catequinas del Té Verde, compuestos a los que han prestado atención distintos estudios a lo largo del tiempo.

Las catequinas del té verde (GTC) son compuestos polifenólicos presentes en las hojas secas no fermentadas de la planta, Camellia sinensis.

Los resultados de varios ensayos aleatorizados de intervención controlada han demostrado que el consumo de GTC (270 mg a 1200 mg / día) puede reducir el peso corporal y la grasa.

Hay varios mecanismos propuestos por los cuales GTC puede influir en el peso corporal y la composición.

La hipótesis predominante es que GTC influye en la actividad del sistema nervioso simpático (SNS), aumentando el gasto de energía y promoviendo la oxidación de la grasa. La cafeína, naturalmente presente en el té verde, también influye en la actividad del SNS y puede actuar de forma sinérgica con GTC para aumentar el gasto de energía y la oxidación de grasas.

Otros mecanismos potenciales incluyen modificaciones en el apetito, regulación al alza de las

34 Hursel, R., Viechtbauer, W., & Westerterp-Plantenga, M. S. (2009). The effects of green tea on weight loss and weight maintenance: a meta-analysis. International journal of obesity, 33(9), 956.

enzimas involucradas en la oxidación de la grasa hepática y disminución de la absorción de nutrientes, según pasan revista los investigadores.

De hecho, como explican Jeudendrup y Randell[35], el Té Verde y la Cafeína son los únicos elementos que, según la ciencia, merecen el calificativo de "Quemador de Grasa".

Los autores ven que, en la publicidad, en los medios masivos, se promocionan distintos productos químicos como "Quemador de Grasa". Un Quemador de Grasa sería un producto que acelera el metabolismo y lleva a que la persona pierda peso.

Sin embargo, todas esas publicidades de productos Quema Grasa o suplementos Quema Grasa, suelen ser engañosas, porque se promocionan sustancias que no tienen evidencia de detentar esta propiedad.

Sin embargo, no es el caso del Té Verde y de la Cafeína. Como pasan revista a decenas de estudios científicos, estos dos elementos sí tienen efectos comprobados para Quemar Grasas y producir, con el solo hecho de agregar su consumo a una dieta normal, un impacto concreto en la disminución o control del peso.

Además, como pasan revista Cabrera, Artacho y Gimenez, diversos estudios sugieren evidencia del efecto positivo del Té Verde para prevenir -o reducir las probabilidades- de un desorden cardíaco, mejorar la salud bucal, tener un efecto anti-bacterial y un poder

---

35 Jeukendrup, A. E., & Randell, R. (2011). Fat burners: nutrition supplements that increase fat metabolism. Obesity reviews, 12(10), 841-851.

neuroprotectivo.[36]

En el mismo sentido, Afal y colaboradores, tras revisar distintos estudios, advierten el Té Verde ha sido asociado a con una actividad anti-tumores, anti-Alzheimer, y anti-edad [37]

No es muy distinto que las conclusiones de Ullah y colegas (2018). Los autores realizan una revisión de estudios que midieron el potencial del consumo de Té Verde para prevenir o disminuir la probabilidad de cáncer.

En este trabajo, los autores repasan la historia del Té Verde y su origen medicinal en las tradiciones de la Antigua China y de distintos países asiáticos. Desde allí, van al presente al interesarse por el poder Anti-Oxidante de sus principales componentes activos. Concluyen que el Te Verde, además de su efecto anti-tumores, tiene potencial para terapéutico en muchos frentes, como presión baja, Mal de Parkinson, tratamiento del sobrepeso, cuidado y protección de la piel, control del colesterol, Alzheimer y diabetes. [38]

Además, el Té Verde tiene propiedades para prevenir el envejecimiento de la piel[39] y se ha encontrado que el Galato de Epigalocatequina, la

36 Cabrera, C., Artacho, R., & Giménez, R. (2006). Beneficial effects of green tea—a review. Journal of the American College of Nutrition, 25(2), 79-99.

37 Afzal, M., Safer, A. M., & Menon, M. (2015). Green tea polyphenols and their potential role in health and disease. Inflammopharmacology, 23(4), 151-161.

38 Ullah, N., Ahmad, M., Aslam, H., Tahir, M. A., Aftab, M., Bibi, N., & Ahmad, S. (2016). Green tea phytocompounds as anticancer: A review. Asian Pacific Journal of Tropical Disease, 6(4), 330-336.

39 Camouse MM, Domingo DS, Swain FR et al. Topical application of green and white tea extracts provides protection from solar-simulated ultraviolet light in human skin. Exp Dermatol 2009; 18: 522–6.

catequina más activa del Te Verde, tiene efectos también contra distintos virus o enfermedades causadas por virus, tales como el HIV[40] y el virus del papiloma humano.[41] y también ha mostrado eficacia para el tratamiento de las verrugas genitales en general.[42]

La aplicación tópica de lociones con Té Verde ha mostrado eficacia también en Rosácea[43] y Acné.[44]

Hay evidencia del Té Verde también para la prevención de la caída del cabello, observándose que produce crecimiento de cabello. [45]

A pesar de que, en una importante revisión de estudios, se sugiere el uso del té verde como una opción terapéutica efectiva en trastornos crónicos, infecciosos, inflamatorios y capilares, así como una herramienta preventiva no solo contra el envejecimiento de la piel sino también contra el cáncer de piel, Zink y Hoffman (2015), reconocen, empero, que todavía los estudios son insuficientes para poder

40 Hartjen P, Frerk S, Hauber I et al. Assessment of the range of the HIV-1 infectivity enhancing effect of individual human semen specimen and the range of inhibition by EGCG. AIDS Res Ther 2012;

41 Ahn WS, Yoo J, Huh SW et al. Protective effects of green tea extracts (polyphenon E and EGCG) on human cervicallesions. Eur J Cancer Prev 2003;

42 Stockfleth E, Meyer T. Sinecatechins (Polyphenon E) ointment for treatment of external genital warts and possible future indications. Expert Opin Biol Ther 2014; 14: 1033–43.

43 Domingo DS, Camouse MM, Hsia AH et al. Anti-angiogenic effects of epigallocatechin-3-gallate in human skin. Int J Clin Exp Pathol 2010; 3: 705–9

44 Reuter J, Wölfle U, Korting HC, Schempp C. Which plant for which skin disease? Part 1: Atopic dermatitis, psoriasis, acne, condyloma and herpes simplex. J Dtsch Dermatol Ges 2010; 8: 788–96.

45 Reuter J, Wölfle U, Korting HC, Schempp C. Which plant for which skin disease? Part 2: Dermatophytes, chronic venous insufficiency, photoprotection, actinic keratoses, vitiligo, hair loss, cosmetic indications. J Dtsch Dermatol Ges 2010; 8: 866–73.

atribuirle todos estos efectos curativos y se necesitan más investigaciones, con enfoques doble ciego y un gran número de pacientes.

-VIII- CONCLUSIONES

Hay muchas recomendaciones de dieta en revistas, en diarios, en las propagandas que inducen los diferentes intereses de la industria a favor de comidas pasteurizadas, ultra-procesadas, que muchas veces no son lo más sano.

También aparecen gurus con fórmulas mágicas que pueden parecer pegadoras o marketineras, que tienen importantes promesas, pero que no se respaldan en la evidencia empírica.

En cambio, en este breve trabajo, traté de compartirte los frutos de la investigación que realicé con la siguiente pregunta:

¿Y qué dice la Evidencia?

Porque hoy en día, hay cientos de estudios científicos controlados, muy interesantes, que reflejan la preocupación de que la gente coma mejor, para que no haya tanta obesidad, ni tantas enfermedades que, en muchas ocasiones, resultan estimuladas por lo que comemos día a día, sin cuidarnos.

En esta línea, se observa que algunas de las dietas más usadas, como la Dieta Cetogénica, sí tienen evidencias que mostrar acerca de sus resultados que propone, como la baja de peso. No obstante, las evidencias son de mediano y corto plazo, no se conoce mucho a largo plazo el resultado de estas manipulaciones del organismo.

Por otra parte, la Dieta Mediterránea, capitaneada

por su producto más importante, el Aceite de Oliva, como anti-oxidante poderoso, pero que incluye legumbres, pescados, vegetales y mariscos, vino en forma moderada, sí aparece hoy como un hábito dietético tradicional de ciertas geografías que fue observado por la ciencia como eficaz, para el control del aumento de peso, para la pérdida de peso, pero también para un sin fin de propiedades más, tales como las que resultan de sus poderosas propiedades anti-envejecimiento.

Hay muchos trabajos sobre las Frutas y Verduras, especialmente apuntados a los niños. El consumo de Frutas y Verduras puede ayudar a evitar distintos trastornos y complicaciones, siendo la obesidad el más claro ejemplo de ellos.

No es menos interesante el caso del Té Verde, un producto que se puede incorporar a la dieta y que, según crecientes investigaciones, goza de un interés cada vez más importante por sus beneficios hacia la salud.

Desde otro lado, tenemos las gaseosas, las bebidas azucaradas, las grasas polisaturadas y saturadas, que, en la cotidianeidad, van llenando de veneno nuestro cuerpo. Muy dudosa también es la propaganda de las bebidas "diet" cuyos efectos "diet", pierden la partida rápidamente, si se los compara con el simple consumo de agua.

El objetivo de este libro, entonces, fue hace un trabajo de investigación y posterior difusión. Estribó más bien en tratar de difundir, en medio de tantas habladurías y "gurús", algunas líneas de investigación basadas en la evidencia. Y la evidencia apunta al consumo de alimentos naturales, como frutas y verduras, legumbres, aceite de oliva, té, pescados y mariscos, como la forma de tener mejores resultados a largo plazo.

Si te gustó el libro, por favor deja un reseña donde lo has comprado. Me ayudarás a difundirlo y a seguir escribiendo. ¡Gracias!

www.ingramcontent.com/pod-product-compliance
Lightning Source LLC
Chambersburg PA
CBHW032104280526
45784CB00013B/3079